Te 139/160

ESSAI

D'UNE

MONOGRAPHIE DES CANELLÉES

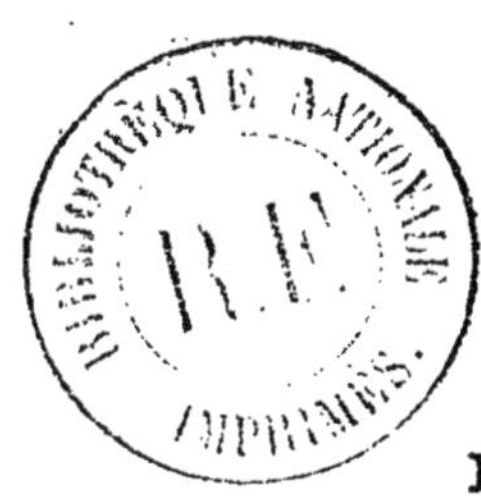

PAR

Edmond BONNET,

Docteur en médecine de la Faculté de Paris.
Ancien interne de l'Hôpital Général de Dijon,
Vice-secrétaire de la Société Botanique de France.

PARIS
A. PARENT, IMPRIMEUR DE LA FACULTE DE MÉDECINE
31, RUE MONSIEUR-LE-PRINCE, 31.

1876

ESSAI

D'UNE MONOGRAPHIE DES CANELLÉES

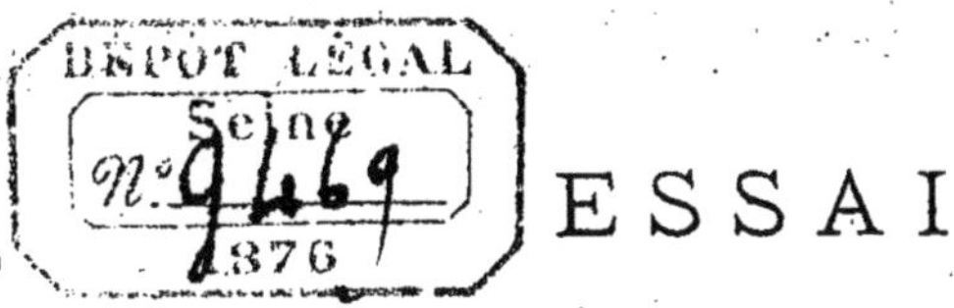

ESSAI

D'UNE

MONOGRAPHIE DES CANELLÉES

PAR

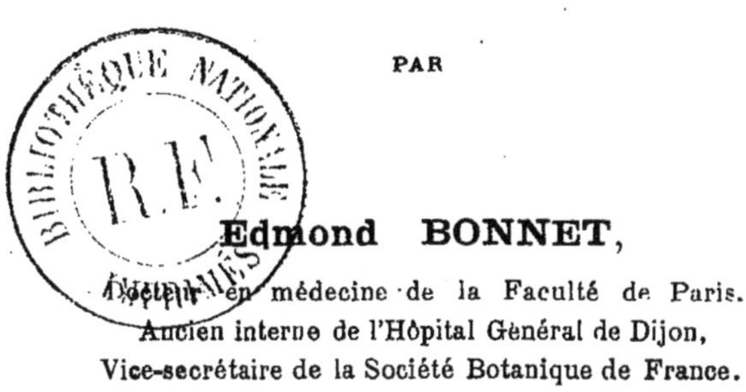

Edmond BONNET,

Docteur en médecine de la Faculté de Paris.
Ancien interne de l'Hôpital Général de Dijon,
Vice-secrétaire de la Société Botanique de France.

PARIS

A. PARENT, IMPRIMEUR DE LA FACULTÉ DE MÉDECINE

31, RUE MONSIEUR-LE-PRINCE, 31.

1876

ESSAI

D'UNE

MONOGRAPHIE DES CANELLÉES

HISTORIQUE.

Dans le courant de l'année 1579, un capitaine du nom de John Winter, qui avait accompagné Drake dans son voyage au détroit de Magellan, rentrait en Angleterre, rapportant de ces pays éloignés une écorce qui jouissait, disait-il, de propriétés merveilleuses, et dont l'usage, pendant la longue traversée qu'il venait d'accomplir, avait préservé son équipage des funestes atteintes du scorbut.

Cette écorce entrait immédiatement dans la thérapeutique, et Clusius, le premier, la décrivait dans ses *Exoticorum Libri*(page 75) en lui donnant le nom de *Winteranusc ortex* en l'honneur de celui qui l'avait découverte.

Quelques années plus tard, c'est-à-dire dans le commencement du XVIIe siècle, une autre écorce, importée également du Nouveau-Monde, sous le nom de *Canelle blanche*, faisait son apparition en Europe, et par sa ressemblance avec l'écorce de Winter et l'analogie de ses effets thérapeutiques, tendait à se substituer à celle-ci, et devait même, jusqu'à nos jours, la remplacer à peu près complètement dans les préparations pharmaceutiques. La grande identité des effets physiologiques de ces deux produits a, sans doute, été la cause de la confusion qui a régné en botanique pendant près d'un siècle sur l'origine de ces deux écorces, confusion qui eut pour résultat d'identifier et même de réunir sous un même nom deux produits fort différents quant à leur origine.

Aujourd'hui le doute n'est plus possible, et depuis longtemps déjà, les deux plantes qui fournissent les écorces de Winter et de Canelle blanche sont parfaitement connues et ont été décrites par plusieurs auteurs; néanmoins, il nous a paru intéressant de rechercher quelle était la cause de l'erreur à quelle époque elle s'était imposée, et de montrer enfin que l'un de ceux qui ont le plus contribué à cette regrettable confusion fut l'immortel Linné.

Quel est donc le navigateur ou le botaniste qui, le premier, fit connaître la Cannelle blanche? A quelle époque fit-elle son apparition en Europe? A es deux questions nous ne pouvons répondre que par des hypothèses.

Clusius, qui donna la première description complète de l'écorce de Winter, est aussi le botaniste qui décrivit pour la première fois la *Canelle blanche*, (*Exoticorum, lib. IV, cap. III, Canella alba quorumdam*), mais il reste complètement muet sur son origine. « Ante paucos annos inferri cœpit exoticus quidam cortex, cui, quoniam in tubos plerumque convolutus est *Canellæ* instar, tum etiam propter albedinem, *Cannellæ albæ* nomen indiderunt. » D'après cette phrase de Clusius, il est probable (son livre portant la date de 1605) que la Canelle blanche fut introduite en Europe dans le commencement du XVIIe siècle, ou peut-être à la fin du XVIe; quoi qu'il en soit, elle constitue à cette époque un produit parfaitement distinct de l'écorce de Winter; Clusius lui consacre un chapitre spécial; il la décrit longuement et soignement et en donne même une figure qui, bien que très-imparfaite, diffère cependant de la figure du *Cortex Winteranus* qu'il a donnée au chapitre précédente.

Parkinson en 1640, dans son *Theatrum botanicum*, distingue nettement les deux écorces; la lecture de son texte ne peut, du reste, laisser aucun doute dans l'esprit puisqu'il décrit à la page 1581 le « *Cannella alba* » et qu'il donne en synonymes les différents noms que cette écorce portait dans la thérapeutique de l'époque, tandis que c'est 71 pages plus haut qu'il décrit au chapitre CXXXVII le *Winteranus cortex*. Il convient cependant que, déjà à cette époque, on confondait fréquemment dans les officines l'écorce de Canelle blanche et celle de Winter, aussi prend-il soin d'indiquer les caractères differentiels qui peuvent faire reconnaître ces deux écorces.

Le *Pinax* de Gaspard Bauhin, malgré la brièveté de ses descriptions, ne peut encore donner lieu à aucune confusion; on y trouve à l'article « *Cassia sine Cannella et Cinnamomum* » (*Lib.* XI, *Sect.* III, *pag.* 408), la nomenclature et la synonymie de la Canelle blanche, tandis que ce n'est qu'au livre suivant qu'il parle de l'écorce de Winter; seulement il donne comme synonyme du *Cannella alba*, le *lignum aromaticum* de Monard, nom que Clusius n'avait adopté qu'avec doute. Jean Bauhin, qui vivait à peu près à la même époque que son frère, nous paraît le premier avoir commis l'erreur, par suite de la confusion des synonymes de ses prédécesseurs. En effet, dans l'*Historia plantarum*, ouvrage rédigé en collaboration avec Cherlerus, il traite au chapitre XIX du « *Cortex Winteranus acris*, sive *Canella alba* »; cependant quelques lignes plus loin, au chapitre XXI, il parle du *Canella alba* de Clusius, mais déjà la description est moins nette, les termes moins précis; en effet, d'après ce qu'il y est dit, Cherlerus avait reçu en 1605 de Jacques Gareto, pharmacien à Londres, deux écorces mélangées, l'une qu'il rapporte avec doute au *Cortex Winteranus*, l'autre qu'il décrit comme la véritable Canelle blanche de Clusius, mais il lui assimile sans beaucoup de certitude une troisième écorce, qui aurait été rapportée de Virginie en 1591.

Plukenet a dû certainement connaître la Canelle blanche et l'Ecorce de Winter, si nous en jugeons par cette phrase de ses *Almagestæ* (*pag.* 40) : « Variè inter se plurimum diversæ plantæ per illarum ignorationem planè confunduntur. » Mais il a grandement contribué à accréditer l'erreur en rapportant comme synonymes à la Canelle blanche les noms de *Laurifolia Magellanica cortice acri* et de *Cortex Winteranus acris*, attribués exclusivement par ses prédécesseurs à l'écorce de Winter. La figure qu'il donne (*Phytogr. Tab.* LXXXI, *fig.* 1), n'est pas, du reste, de nature à dissiper les doutes, car elle est tellement inexacte et si incomplète, qu'on ne peut la rapporter qu'avec beaucoup d'incertitude au *Canella alba*.

Dale, dans sa *Pharmacologie* (*pag.* 296), est moins botaniste que Plukenet, mais il est plus explicite lorsqu'il dit que « la véritable écorce de Winter est très-rare dans les officines et qu'on la remplace souvent par l'écorce de Canelle blanche. »

Hans Sloane, dans ses *Transactions* (*pag.* 462, *N*° 192) et dans son *Voyage* (*Tom.* II, *pag.* 320, *tab.* 191, *fig.* 2), décrit bien les deux écorces, mais il n'est pas entièrement convaincu qu'elles constituent deux espèces, puisqu'il insinue que les différences qu'on remarque entre elles peuvent provenir des contrées et des terrains où croissent les arbres qui les fournissent ; il y a même lieu de supposer qu'il a eu en vue plutôt le *Cinnamodendron corticosum* que le *Canella alba* lorsqu'il dit : ses feuilles sont assez semblables à celles du *Lauro-cerasus*.

C'est cependant le *Canella alba* qu'il a figuré, et nous devons reconnaître que son dessin est plus exact que celui de Plukenet, mais il a eu le tort d'inscrire au-dessous le nom de *Cortex Winteranus or Willd-Cinnamon-tree* » et de s'embrouiller dans une synonymie trop longue et inexacte. Il pourrait même rester dans l'esprit du lecteur quelques doutes sur l'identité de la figure, si Sloane n'avait pris soin lui-même de les dissiper en ajoutant à la fin de sa description : « This is not the true *Cortex Winteranus* the sold for it, but it is describ'd by Clusius, under the name of *Canella alba* ».

Nous ne ferons que mentionner Seba, P. Browne et Catesby. Le premier, dont le volumineux *Thesaurus* est plutôt un ouvrage de Zoologie que de Botanique, ne nous fournit aucune donnée nouvelle. Nous ne contestons point la fidélité avec laquelle il a peint les reptiles qui abondent dans son ouvrage ; quant à son *Arbor cinnamomi sylvestris Americana* (*Tab.* LXXXIIII, *fig.* 46). on peut, avec un peu de bonne volonté, y reconnaître une canelle, mais nous doutons cependant que cette figure puisse être rapportée avec beaucoup de certitude au *Cinnamodendron axillare*, ainsi que l'ont fait quelques auteurs. Browne l'ancien est moins fantaisiste que Seba, et quoique sa figure (*Tab.* XXVII, *fig.* 3) ne donne que les détails organographiques de la fleur, elle ne manque pas d'une certaine exactitude ; il est aisé de voir qu'il a bien eu en vue le *Canella alba*, les caractères spécifiques qu'il donne dans sa description ne pouvant pas s'appliquer à l'arbre qui fournit l'écorce de Winter ; il a soin, du reste, d'ajouter, à la fin de sa description : que cet arbre est celui qui fournit la véritable Canelle blanche des officines. Catesby, pour donner plus de poids à sa description, renvoie le lecteur au texte de Sloane que nous avons cité plus haut, et, il faut le reconnaître, ce texte rapproché des assertions avancées par Catesby forme avec elles une confusion où l'on a de la peine à retrouver la vérité.

Nous sommes arrivé à l'époque où la botanique, jusque-là stationnaire par suite du défaut de méthode, doit bientôt, sous l'impulsion puissante du génie de Linné, faire de rapides progrès, et, façonnée par les mains de cet illustre savant, elle va devenir une science autonome, ayant ses lois, sa nomenclature et sa méthode.

Les botanistes de l'École moderne ont reproché à Linné de n'avoir pas analysé avec assez de soin les espèces végétales, de les avoir, au contraire, trop synthétisées et d'avoir ainsi confondu souvent sous un même nom et englobé dans une même description plusieurs espèces affines. Sans donner dans les travers de cette école et sans être partisan de la pulvérisation des espèces linnéennes, nous sommes cependant forcé de reconnaître que, dans la question qui nous occupe en ce moment, Linné, sans accorder suffisamment d'attention aux écrits de ses devanciers, eut le tort de confondre sous un même nom deux plantes différentes : celle qui produit la Canelle blanche et celle qui fournit la véritable écorce de Winter. Mais « hunc errorem excusandum esse putamus » comme le dit fort bien Trew dans son texte de l'*Herbarium Blackwellia-*

num; si l'on pense, en effet, combien il était difficile à cette époque de se procurer des échantillons de plantes critiques, combien les herbiers vraiment dignes de ce nom étaient rares et quelle était la confusion qui régnait dans la botanique, alors qu'aucune règle ne présidait à la description des espèces et que tout était laissé à l'arbitraire des naturalistes, on ne sera pas étonné que Linné, malgré son esprit d'observation, mais privé de tout moyen de contrôle, ait confondu ensemble deux espèces différentes et, prenant tout à la fois la dénomination vulgaire de l'une et de l'autre, ait créé avec cet assemblage le *Winterania Canella.* C'est en effet sous ce nom que Linné décrit la Canelle blanche dans la plupart de ses ouvrages, et c'est cette dénomination qui fut encore employée pendant longtemps par ses successeurs dans les différents livres qui parurent dans la suite sous les noms de *Species* ou *Systema plantarum C. Linnæi.*

Mais bientôt Forster décrivait (in *Nov. Act. Upsal*, III, 181) l'arbre qui fournit l'écorce de Winter comme une espèce distincte du *Canella alba* auct. et lui imposait le nom de *Drymis Winteri* qui fut adopté par Linné dans son supplément (pag. 269) et qui est le seul admis aujourd'hui, bien que les élèves de Linné aient cru devoir employer dans les nombreuses éditions du Species et du Systema qui parurent soit du vivant de Linné, soit après sa mort, le nom de *Wintera aromatica* pour désigner le *Drymis Winteri*, tandis que le nom de

Canella alba était restitué à l'espèce de Clusius, la dénomination de *Winterania Canella* n'étant plus conservée que comme synonyme.

Du reste, en 1791, Swartz, dans les *Transactions of the Linnean Society*, avait publié une longue description de l'arbre qui produit la Canelle blanche ; il avait indiqué très-soigneusement les caractères spécifiques de la plante, sa station, ses propriétés, sa synonymie ; à ce mémoire est annexée une planche gravée d'une grande exactitude, que l'on peut considérer comme la première figure authentique du *Canella alba*. Trois ans avant, Gærtner avait donné l'analyse du fruit dans son ouvrage intitulé : *De fructibus et seminibus plantarum*.

Désormais l'erreur n'est plus possible ; les deux espèces qui avaient été confondues ou méconnues pendant si longtemps rentrent en possession de leurs noms spécifiques et les dénominations imposées par les premiers descripteurs leur sont restituées. Complétons maintenant cette critique historique par l'énoncé des travaux publiés depuis le commencement de notre siècle sur le groupe des Canellées.

En 1808, Poiret, dans l'*Encyclopédie méthodique*, décrit la Canelle blanche en lui conservant le nom linnéen de *Winterania Canella* et il en rapproche sous le nom de *W. lanceolata* une Magnoliacée de la Nouvelle Hollande qui ne fait pas partie de la tribu des Canellées; mais qui rentre dans le groupe très-voisins des Drymidées (*Tasmannia lanceolata*. R. Br.)

Seize ans plus tard Nees et Martius publient dans

les *Nova Acta Academiæ Cesareæ* (*Tom.* XII. *pag.* 18, *Tab.* 3) sous le nom de *Canella axillaris* une espèce nouvelle qui devient dans le *Genera Plantarum* d'Endlicher (n° 5458) le type d'un nouveau genre sous le nom de *Cinnamodendron axillare.*

Enfin, en 1858, M. Miers, dans son intéressant mémoire intitulé : *On the Canellaceæ* (*in Annals of natural history ser.* 3. 1, 342), ajoute à ce petit groupe deux espèces nouvelles, le *Canella obtusifolia*, Miers, et le *Cinnamodendron corticosum* Miers, ce qui portait à quatre le nombre total des espèces formant le groupe des Canellées. Toutes ces plantes habitaient le Nouveau Monde, aucun individu appartenant soit au genre *Canella*, soit au genre *Cinnamodendron* n'avait pas encore été rencontré dans l'Ancien Continent; cette lacune dans l'aire de dispersion des Canellées fut comblée en 1867 par M. le professeur Baillon, qui découvrit dans les plantes de Madagascar envoyées par Richard au Muséum de Paris, une Canellée complètement nouvelle pour la science, qui ne pouvait se rapporter ni au *Canella* ni au *Cinnamodendron* et qui est devenue le type d'un nouveau genre sous le nom de *Cinnamosma fragrans* H. Bn. (*in Adansonia t.* VII p. 217 et *Hist. des plant.* I, 167) Continuant l'étude des Canellées, M. le professeur Baillon publiait à la même époque soit dans l'*Adansonia*, soit dans l'Histoire des plantes une série de travaux très-intéressants sur l'anatomie et les affinités des plantes de ce petit groupe, travaux qui nous ont été d'une grande utilité pour la réduction de cette monographie et que tout botaniste désireux d'étudier sérieusement les Magnoliacées, devra toujours consulter.

Ainsi constitué, le groupe des Canellées devrait comprendre cinq espèces réparties en trois genres ; mais une étude attentive du *Canella obtusifolia* Miers, et la comparaison de l'échantillon authentique de M. Miers, déposé dans l'herbier du Muséum de Paris, avec de nombreux spécimen du *C. alba* Murr, nous a montré que les caractères sur lesquels le botaniste anglais avait assis sa description étaient trop inconstants et de trop mince valeur pour qu'on puisse admettre sa plante comme espèce légitime; nous avons cru devoir, en cette circonstance, suivre l'exemple de M. le professeur Baillon (*Hist. plant.* I, 166) et réunir le *C. obtusifolia* à titre de simple variété au *C. alba*.

Les Canellées doivent par conséquent être reduites aux genres et aux espèces suivantes :

Gen. I. CANELLA Miers.
Spec. 1. *C. alba*, Murr.

Gen. II. CINNAMODENDRON Endl.
Spec. 1. *C. axillare* Endl.
— 2. *C. corticosum.* Miers.

Gen. III. C. CINNAMOSMA. H. Bn.
Spec. 1. *C. fragraus.* H. Bn.

Nous avons exposé, un peu longuement peut-être, dans les pages précédentes, les documents historiques relatifs au Canellées, mais il nous a paru intéressant de fouiller dans la poussière des bibliothèques et d'exhumer ces auteurs des siècles passés, presque complètement oubliés aujourd'hui, pour montrer la marche et les tâtonnements de l'esprit scientifique, dans un groupe très-minime à la visite du règne végétal. Il nous reste maintenant à exposer la constitution anatomique et organographique des Canellées, c'est ce que nous nous efforcerons de faire dans le chapitre suivant ; un troisième paragraphe sera consacré à examiner la place que les Canellées doivent occuper dans la série naturelle et à discuter les différentes opinions émises à ce sujet ; l'étude des produits fournis à la thérapeutique par les différentes plantes de ce groupe sera le sujet d'un autre chapitre, et enfin nous terminerons ce travail par l'énumération et la description monographique des espèces qui composent le groupe des Canellées.

Organographie et caractères généraux des Canellées.

Toutes les Canellées sont de petits arbres ou même des arbrisseaux, originaires du Nouveau Monde, une seule espèce étant spéciale à l'Ancien Continent. Cependant, sous le rapport de la taille, ces plantes peuvent présenter de grandes variations, car d'après M. Miers, certains individus habitant les forêts montagneuses de la Jamaïque atteindraient une haueur de 50 à 60 pieds anglais.

Leur tronc droit recouvert d'une écorce subéreuse jaunâtre ou grisâtre, un peu rugueuse et striée, se divise en un grand nombre de rameaux dressés et complètement glabres ainsi que les feuilles. Celles-ci sont ovales-oblongues ou même très-allongées comme dans le genre *Cinnamosma*, alternes, très-entières, obtuses, de consistance épaisse et coriace, d'un vert foncé et brillantes à la page supérieure, d'une couleur plus pâle et opaques à la page inférieure, parsemées les jeunes surtout, de petites glandes pellucides, à nervures plus ou moins saillantes, formant à la face inférieure un élégant réseau à mailles anastomosées; elles sont portées par un pédoncule généralement court, articulé et privé de stipules.

Les fleurs sont hermaphrodites régulières, tantôt en corymbes pauciflores, axillaires ou terminaux, tantôt solitaires à l'aisselle des feuilles et accompagnées d'une ou plusieurs bractées dont la forme et la disposition varient suivant les genres. Elles possèdent un calice à trois folioles en préfloraison imbriquée et une corolle polypétale ou gamopétale insérée sur un réceptacle légèrement convexe; dans le premier cas la corolle est pentamère à préfloraison contournée, et les cinq pétales qui la composent sont disposés par rapport au calice comme si primitivement formée de trois pétales, deux s'étaient dédoublés; on a alors la disposition suivante : quatre pétales disposés par paires, alternes avec les sépales, et le cinquième répondant seul à l'intervalle qui sépare deux sépales, disposition comparée par Payer à celle que présente la fleur des *Helianthemum* (*Leçon sur les fam. natur*. p. 102). L'androcée est composé de 10 à 20 étamines, à anthères linéaires externes s'ouvrant dans toute leur longueur par une fente longitudinale pour laisser échapper un pollen à grains globuleux, réticulés et munis d'un pli; ces étamines sont soudées entr'elles dans toute leur longueur et forment ainsi une sorte de manchon qui entoure complètement l'ovaire. La partie supérieure de ce tube staminal se termine par une sorte d'anneau dentelé, muni d'une ouverture centrale dans laquelle les stigmates fort saillie; cet anneau est formé par la réunion de tous les connectifs dont chacun se prolonge au delà des loges en une petite languette.

Le Gynécée se compose d'un ovaire supère terminé par un style court et dont l'extrémité est recouverte de papilles stigmatiques, cet ovaire est uniloculaire à 3 ou 5 placentas pariétaux supportant plusieurs ovules réniformes, anatropes ou semi-anatropes quelques-uns avortés, les autres régulièrement développés, suspendus chacun à un court funicule.

Le fruit, indéhiscent, est une baie polysperme entourée à sa base par le calice persistant, et dont les graines, recouvertes d'un testa noir et brillant, contiennent un albumen charnu à l'extrémité supérieure duquel est un embryon assez long et arqué, à cotylédons oblongs accombants, et à radicule supère tournée vers le hile.

Toutes les parties de ces plantes sont douées d'une odeur assez agréable, comparable à celle de la Cannelle et du Laurier, mais moins pénétrante; les fleurs, surtout, exhalent au moment de l'anthèse un parfum qui rappelle celui du musc et qui décèle d'assez loin la présence de ces arbres.

Tels sont les caractères généraux du groupe des Canellées; nous ajouterons cependant que plusieurs organes n'ont pas, pour certains auteurs, la signification morphologique que nous leur accordons.

Endlicher (*Gen. plant.*) donne comme caractéristique de ce groupe : « calyx tri-pentaphyllus »; cette assertion, qui au premier abord pourrait paraître singulière, a parfaitement sa raison d'être lorsqu'on réfléchit que cet auteur fait rentrer dans les Canellées le genre *Platonia* auquel s'applique la caractéristique de : Calyx pentaphyllus.

Swartz (in *Transact. Linn. Soc.* I. 96) et Gærtner (*de fruct et semin plant.* I. 373 tab. 77, fig. 2) décrivent au contraire le calice comme étant monophylle, divisé en trois lobes; cette manière de voir n'a pas été adoptée par la plupart des auteurs modernes; nous aurons du reste à faire remarquer que la description de Gærtner est fausse en plusieurs autres points. Pour nous, les trois pièces qui composent le calice des Canellées sont libres de tout adhérence, ce dont il est facile de se convaincre par une dissection attentive; ce n'est qu'en raison, sans doute, de leur consistance coriace et de leur adhérence sur la portion terminale de l'axe qu'elles semblent en quelque sorte continuer, que certains auteurs les ont considérées comme soudées entre elles.

Richard (*Flora Cubana*, 100) accorde bien aux Canellées un calice à trois sépales, mais il partage, au moins en partie, l'opinion de Gærtner, puisqu'il ajoute : « sepala ima basi coalita ».

Il suffit, du reste, d'examiner avec quelque attention une fleur de *Canella* ou, à défaut, de jeter un coup d'œil sur les figures données par M. le professeur Baillon (in *Hist. plant.* I. Fig. 212, 213, 215, 217, 219) ou par M. Miers (*Contrib. to Botany* I. *tab.* 23 et 24) pour s'apercevoir que le calice en forme de trèfle et à trois sinus peu prononcés, dessiné par Gærtner manque un peu d'exactitude.

De Candolle (*Prodromus* I. 563) attribue aux Canellées un calice à cinq folioles; cette opinion ne nous aurait nullement étonné si elle eût eu pour base les mêmes raisons qu'ont proposées MM. Bertham et Hooker; seulement, l'illustre botaniste génevois considère le périanthe le plus interne comme une véritable corolle et non comme un calice, puisqu'il dit : « Petala 5 sub-coriacea glauco-cœrulea contorte æstivata, etc. » Nous avouons ne pouvoir donner aucune explication de cette erreur que rien ne justifie; tous les auteurs s'accordent unanimement pour reconnaître que les folioles qui composent l'enveloppe la plus extérieure, soit qu'on les considère comme de simples bractéoles, soit qu'on leur donne avec plus de raison le nom de pièces calicinales, sont au nombre de trois; sur les échantillons que nous avons eus à notre disposition, nous n'avons pu trouver aucune exception à cette règle.

MM. Benthamet Hooker (*Gen. plant.* I. 121) considérant les trois folioles, que la plupart des auteurs appellent un calice, comme trois bractéoles persistantes imbriquées sous la fleur, le périanthe coloré que nous regardons comme une corolle devient pour les mêmes auteurs un calice à cinq folioles, de sorte que les *Canella* devraient être considérés comme apétales. Cette théorie paraît difficilement admissible, si l'on examine la disposition des pièces florales du *Ciannamosma*; dans ce genre, en effet, à part une corolle gamopétale, la disposition est la même que dans les autres Canellées, mais à la base de la fleur se trouvent plusieurs bractées imbriquées qui enveloppent complètement le jeune bouton; l'enveloppe florale la plus interne peut être considérée avec raison, ainsi que l'a fait remarquer M. le Professeur Baillon (in *Adansonia*, VII, 217), comme analogue au périanthe intérieur des fleurs de certaines Ebénacées telles que les *Diospyros* et les *Royena*. Cette analogie nous permet donc de considérer le *Cinnamosma* comme ayant deux enveloppes florales et les trois folioles les plus extérieures (bractéoles de MM. Bertham et Hooker) ayant dans les Canella et les Cinnamodendron la même disposition que dans les *Cinnamosma*, nous ne pouvons nous empêcher de les regarder comme un calice.

Quant à l'enveloppe florale la plus interne, nous la considérons comme une corolle formée de cinq pièces chez les *Canella* et présentant la disposition que nous avons indiquée plus haut; dans le genre *Cinnamosma*, au contraire, elle est gamophylle, campanulée, divisée à sa partie supérieure en cinq ou six lobes ovales-aigus, étalés ou réfléchis et imbriqués de telle façon que deux ou trois de ces divisions sont intérieures, les autres restant extérieures. (Voy. Baillon, in *Adam. loc. cit.* et *hist. plant.* I. fig. 217, 218 et 219). Cette corolle se détache d'une seule pièce après l'anthèse.

Le genre *Cinnamodendron* formé par Endlicher aux dépens du genre *Canella*, présente pour caractère distinctif, outre la disposition de son inflorescence, d'avoir la corolle doublée intérieurement d'un certain nombre de petites languettes aplaties et pétaloïdes. Ces organes sont considérés par quelques auteurs comme des pétales incomplètement développés, de sorte que pour MM. Bentham et Hooker (*loc. cit.*), les *Cinnamodendron* ont des fleurs complètes, le périanthe extérieur coloré représentant le calice et les lames pétaloïdes internes représentant la véritable corolle incomplètement développée.

M. Miers (*loc. cit.*) regarde aussi ces organes comme de véritables pétales, seulement, pour cet auteur, la corolle est composée de dix pétales disposés sur deux rangs, cinq extérieurs épais, oblongs, étalés, dépassant longuement le calice, et cinq intérieurs beaucoup plus petits, spathulés alternes avec les pétales extérieurs et comme eux caducs.

Nous ne nous permettrons pas de trancher la question de la valeur morphologique de ces organes; on ne pourrait y arriver que par une étude attentive de l'organogénie de la fleur, malheureusement le peu de temps qu'il nous a été donné de consacrer à ce travail, et la difficulté de se procurer des échantillons frais et en bon état, ne nous ont pas permis de le faire. Cependant, si l'on considère la forme et la disposition de ces pièces, si l'on réfléchit que leur nombre est loin d'être constant, il est permis de se demander si l'assertion avancée par M. Baillon n'a pas une grande apparence de certitude, et si l'on n'a pas à faire à des glandes ou à des staminodes pétaloïdes, analogues à ceux qu'on peut observer dans les Calycanthées, plutôt qu'à des pétales anormalement développés.

Les étamines sont, avons-nous dit, en nombre variable, généralement vingt, elles présentent la même disposition dans toutes les Canellées. Quelques auteurs et notamment Payer (*loc. cit.*) les considèrent comme dix étamines bi-loculaires dont cinq sont alternes avec les pétales et cinq leur sont superposées. Cette théorie, fondée sans doute sur ce fait que les dentelures que porte le sommet du tube androcéen sont habituellement au nombre de dix, chacune répondant au sommet d'un connectif, devient difficilement admissible lorsque le nombre total des loges n'est que de quinze ou dix-sept, comme cela arrive fréquemment.

Endlicher (*loc. cit.*) donne aux Canellées dix étamines ou plus, bi-loculaires, monadelphes ou soudées deux à deux en cinq faisceaux ; cette disposition qui ne peut, ainsi que nous venons de le faire voir, convenir aux Canellées, peut s'appliquer, avec plus de justesse, au genre *Platonia* que cet auteur fait rentrer dans le même groupe et qui doit en être exclu ainsi que nous le démontrerons au chapitre des affinités.

L'analyse du fruit des *Canella* a été faite et décrite avec assez d'exactitude par Swartz dans les *Transactions of Linnean Society* (I. 96), mais Gœrtner (*loc. cit.*) généralement exact dans ses observations, a fait une erreur en indiquant d'après Linné le fruit comme formé de trois loges distinctes, erreur qui a été partagée par plusieurs botanistes et notamment par De Candolle dans le *Prodromus*, quoique cette structure ait été suffisamment décrite par Cambessèdès, dans le Tome XVII des *Mémoires du Museum*, page 395. Il suffit, en effet, de faire une coupe d'un fruit de *Canella* et de la comparer avec la figure qu'en a donnée Gœrtner, pour se convaincre du peu d'exactitude de ce dessin ; jamais, à notre connaissance, deux placentas ne se coupent à angle droit ainsi que l'a représenté Gœrtner, cette disposition ferait même supposer, l'une des loges étant double des deux autres, que l'ovaire a dû présenter primitivement quatre cavités dont une aurait avorté. Poiret, plus explicite dans sa description, dit (*Encyclop. Meth.* VIII. 798) que le fruit des *Canella* est une baie à trois loges dont une oudeux avortent. Jamais, à quelque période de son développement que nous ayons examiné un ovaire de *Canella*, nous n'avons pu constater de division tri-loculaire; l'ovaire a bien en effet dans sa jeunesse une forme obscurément trigone, mais les placentas qui supportent les ovules sont toujours pariétaux et libres de toute adhérence au centre.

Le fruit des Canellées, avons-nous dit, est toujours une baie; si tous les botanistes sont unanimes à le reconnaître, il s'en faut beaucoup qu'ils soient d'accord sur la nature et l'origine des téguments qui enveloppent la graine, les uns décrivant un arille, les autres n'en admettant pas. Pour nous, nous considérons la graine des Canellées comme formée des parties suivantes : une tunique externe noire, brillante, crustacée; à la partie supérieure de la face ventrale on remarque la cicatrice du hile environnée par une légère proéminence de forme circulaire, de couleur blanchâtre, que nous regardons comme un rudiment d'arille. La membrane interne est molle et membraneuse, d'une structure analogue à celle qui enveloppe la graine du *Drymis*. Le raphé, assez épais, contient un faisceau contourné en spirale, qui se dirige vers la région chalazique en émettant quelques branches latérales et se recourbe pour pénétrer dans l'intérieur de la graine.

Un fait constant dans l'organisation du fruit des Canellées, quelle que soit l'espèce qu'on examine, est la présence d'une pulpe gommeuse abondante, qui entoure les graines et remplit complétement la cavité ovarienne.

Si maintenant nous jetons un coup d'œil rapide sur les caractères particuliers, propres à chacun des genres du groupe des Canellées, nous verrons que des fleurs à corolle gamopétale, solitaires à l'aisselle des feuilles, caractérisent essentiellement le genre *Cinnamosma*, tandis que des fleurs polypétales disposées en grappes de cymes plus ou moins ramifiées à l'aisselle ou à l'extrémité des rameaux, appartiennent aux *Canella* ou aux *Cinnamodendron*; ce dernier genre se reconnaîtra toujours à la présence des lames pétaloïdes qui entourent le tube staminal et forment comme une seconde corolle.

L'aire de dispersion des Canellées à la surface du globe est assez restreinte ; le genre *Cinnamosma* paraît spécial à l'île de Madagascar, et nous ne croyons pas qu'il ait été retrouvé ailleurs, nous ajouterons même que nous ne le connaissons que par les échantillons récoltés il y a près de quarante ans à la baie de Diego Suarès, par M. Richard, alors directeur du Jardin colonial de Bourbon. Les *Canella* et les *Cinnamodendron* habitent spécialement Les Antilles (Cuba, Sainte-Croix, La Martinique, La Guadeloupe, La Jamaïque, etc.) Plée a cependant récolté à Macaraïbo un *Canella* offrant de légères différences avec le *C. Alba* Murr. et que pour cette raison M. Miers a cru devoir élever au rang d'espèce, sous le titre de *C. obtusifolia*. Le *Cinnamodendron Axillare* Endl. n'existe pas aux Antilles, mais semble cantonné au Brésil dans la province de Rio Janeiro. Enfin, d'après M. Miers, les *Canella* habiteraient exclusivement les montagnes boisées, tandis que les *Cinnamodendron* seraient propres aux plaines et se retrouveraient même jusque sur les basses côtes qui bordent la mer ; hâtons-nous cependant d'ajouter que M. Grisebach, dans son *Flora of the British West Indian Island*, est d'une opinion diamétralement opposée.

Des affinités naturelles des Canellées.

Nous venons de voir combien les botanistes étaient peu d'accord sur certains points de l'organographie des Canellées; si maintenant nous étudions la place que ces plantes doivent occuper dans la série végétale, et si nous consultons à ce propos les auteurs les mieux autorisés, nous trouverons encore une très-grande divergence d'opinions. Les ouvrages généraux classiques, ceux qui sont le plus répandus, ceux enfin qui servent généralement de base à la classification des herbiers, ne sont pas d'accord entre eux sur la place à donner aux Canellées dans le règne végétal, et les réunissent à des familles dont leurs affinités naturelles doivent les exclure. On pourrait, avec raison, appliquer aux Botanistes de notre époque le mot du poëte latin : « Adhuc sub judice lis est. »

Avouons-le de suite, nous n'avons nullement la prétention de trancher la question et de clore la dispute, notre opinion en pareille matière est de trop peu de valeur pour que nous voulions l'imposer; du reste, à différentes époques, des voix plus autorisées que la nôtre ont apporté, en faveur des idées que nous allons développer, des arguments irréfutables, parce qu'ils étaient basés sur l'observation. Mais si des savants tels que M. Miers et M. le Professeur Baillon n'ont pu convaincre les esprits, que pouvons-nous espérer de faire, nous qui n'avons ni les talents ni l'autorité scientifique de ces botanistes?

Les premiers phytographes qui décrivirent la Cannelle blanche ne lui assignèrent aucune place dans la série végétale; à cette époque, en effet, les systèmes n'existaient pas, les classifications variaient avec chaque auteur, aucune règle ne présidant à la description et à l'énumération des espèces; c'est ainsi, par exemple, que G. Bauhin (*Pinax*, p. 408 et 460) range la Cannelle blanche dans la classe des Aromates, tandis que l'écorce de Winter est placée près des *Mespilus*, des *Ribes*, etc.

Linné, dans son *Species* (p. 636), place le genre *Canella* dans sa onzième classe, c'est-à-dire dans la dodécandrie, entre les *Decumaria* et les *Cratæva*; mais on sait sur quelles bases reposait la méthode Linnéenne et comment elle réunit dans un même groupe des plantes souvent très-éloignées les unes des autres non-seulement par leur port et leur aspect général, mais même par leurs caractères organographiques.

A. L. de Jussieu, dans son *Genera Plantarum* (p. 263), réunit les Canellées aux Méliacées en raison de leurs étamines nonadelphes en nombre double des pétales et de leur ovaire triloculaire, qui aurait ainsi pour de Jussieu la constitution indiquée par Gœrtner. Nous avons vu que le nombre des étamines dans les Canellées est loin d'être constant, et que l'ovaire est toujours uniloculaire; les caractères tirés de ces organes au point de vue du rapprochement proposé par de Jussieu n'ont par conséquent qu'une mince valeur. Les Méliacées diffèrent en outre des *Canella* par leurs feuilles souvent pennées, par les pièces du calice qui sont en nombre égal aux pièces de la corolle, par les ovaires qui sont 3-5 loculaires à placentation axile. Dans un mémoire subséquent de Jussieu (in *Mém. du Muséum*, III, 437), après avoir établi une comparaison entre les graines du *Canella* et celles de l'*Aquilicia*, ajoute : « Le *Canella* qui par le caractère de sa graine diffère soit du *Melia* soit du *Guarea*, se distingue encore de l'un et de l'autre ainsi que de toutes les Méliacées, par ses feuilles pointillées qui le rapprocheraient des Aurantiacées s'il ne s'en éloignait par la structure de l'embryon.

Choisy, en 1823, (*Soc. Hist. Nat. de Paris*, I, 2) place le *Canella* dans la famille des Guttifères à cause de ses étamines monadelphes, caractère qui lui paraît suffisant pour établir une relation entre ce genre et les *Symphonia* (*Moronobea*). Cette manière de voir n'est pas adoptée par de Jussieu, ce qui n'empêche pas Choisy, l'année suivante, de conserver la même classification dans le premier volume du *Prodrome* (I, 563), où le *Canella* est placé dans la tribu des *Symphonieæ,* c'est-à-dire à côté des *Moronobea*. Ce dernier genre diffère cependant suffisamment des Canellées par son calice à cinq lobes, par le nombre et la disposition de ses étamines, par ses feuilles opposées et enfin par son fruit qui est une baie à cinq loges.

Cambessèdes, en 1828 (in *Mém. du Mus.* XVI, 395), montre que les *Canella* ne doivent point être placées auprès des Clusiacées dont ils diffèrent par leur ovaire qu'il décrit avec beaucoup de soin ; mais ces remarques ont été négligées par la plupart des botanistes qui vinrent après lui.

Adrien de Jussieu (1830), dans sa Monographie des Méliacées (in *Mém. du Mus.* XIX, 183), n'admet aucun des systèmes précédents, et, suivant lui, les Canella doivent aussi bien être exclus de la famille des Méliacées que de celle des Guttifères ; néanmoins, il ne leur assigne pas de place certaine dans la série végétale.

Bartling s'est évidemment inspiré des mêmes idées, lorsqu'il dit dans ses *Ordines naturales* (p. 428) : « *Canella*, nec cum Guttiferis, nec cum Méliaceis, quibus a plerisque adscribitur, conjungi potest nisi invita natura ». Mais à l'exemple de Jussieu il n'assigne à ce groupe aucune place dans son système.

Le Professeur Martius a décrit dans son *Genera et Species* (III, 168, tab. 288 et 289, fig. 2) sous le nom de *Platonia*, un arbre du Brésil qui a de grands rapports avec les Guttifères, et il a proposé de le réunir aux Canellées pour en former une famille spéciale qu'il place après les Clusiacées. Cette manière de voir a été suivie par Endlicher dans son *Genera Plantarum* (n° 5,456 et seq.), il n'a fait qu'y ajouter le genre *Cinnamodendron* créé avec le *Canella axillaris*, Nees et Mart. — Dans son *Enchiridion*, le même auteur fait remarquer que les Canellées sont manifestement affines aux Clusiacées dont elles diffèrent cependant, « Embryone albuminoso curvato ».

Nous ne partageons pas les idées du célèbre professeur de Munich et nous ne pouvons admettre le rapprochement des *Canella* et des *Platonia*. En effet, d'après notre manière de voir, il ne peut exister aucune relation entre ces deux genres. Le premier a des feuilles alternes et le second des feuilles opposées. Dans les *Canella* les étamines sont au nombre de quinze à vingt, et réunies en une sorte de manchon qui entoure l'ovaire; dans le genre *Platonia* les filaments sont soudés à la base de manière à former cinq faisceaux distincts. Les Canellées ont un ovaire uniloculaire qui contient environ six ovules portés sur des placentas pariétaux; dans les *Platonia*, au contraire, l'ovaire est à cinq loges contenant chacune un assez grand nombre d'ovules attachés sur l'angle interne de la loge. Le genre *Platonia* possède un disque hypogyne lobulé qui manque complètement dans les *Canella*. Le fruit du *Platonia* est presque de la grosseur d'une orange, rempli d'une pulpe charnue, et contient cinq graines volumineuses renfermées chacune dans une loge, l'embryon cylindrique et un peu arqué, est placé au centre d'un endosperme charnu; le fruit des Canellées est petit, ovoïde, uniloculaire; il contient généralement une à deux graines de la grosseur d'un pois, et l'embryon est placé à la partie supérieure de l'endosperme. Il résulte de cette rapide énumération, que, à part la présence d'un endosperme charnu qui existe dans les deux genres, toutes les autres parties offrent des différences tellement notables, que nous ne pouvons nous résoudre à réunir dans une même tribu les genres *Platonia*, *Canella, Cinnamodendron* et *Cinnamosma*.

Lindley, dans son *Introduction to Botany* (p. 76) a suivi l'exemple d'Endlicher en considérant les Canellées comme une famille distincte qu'il place auprès des Guttifères, mais il a, dans la suite, modifié sa première opinion; il regarde (*The Vegetable Kingdom*, 422) les Canellées comme intermédiaires entre les Olacacées et les Pittosporacées, et il en fait un sous-ordre de cette dernière famille. Si la forme de l'embryon offre quelque analogie dans les Olacacées et les Canellées, on est forcé pourtant de reconnaître que ces deux familles s'éloignent notablement l'une de l'autre par la disposition des pièces du périanthe, par le nombre et le mode d'insertion des étamines, par la forme de l'ovaire et par les téguments qui entourent la graine.

Richard, dans le *Flora Cubana* (II, 100), combat les idées émises par Martius ; il cherche en outre à démontrer que les Canellées doivent former une famille distincte dont il faut exclure le genre *Platonia* (qui rentre dans les Clusiacées), et que leur véritable place est auprès des Ternstrœmiacées avec lesquelles elles ont de grandes affinités; il appuie cette opinion sur les considérations suivantes : 1° Analogie d'aspect; 2° Analogie dans la structure de l'ovaire des *Canella* et des *Cochlospermum* ; 3° Position de l'embryon dans un endosperme charnu. Il reconnaît cependant que ces caractères ont assez peu de valeur et qu'il n'entend pas trancher la question des véritables affinités des Canellées, mais seulement indiquer une simple relation.

Choisy, dans ses dernières recherches sur les Clusiacées (in *Mém. Soc. Phys. de Genève*, XII, 381) abandonne la classification qu'il avait suivie dans le Prodrome, et, adoptant celle de Richard, il décrit les Canellées comme un sous-ordre des Terntrœmiacées.

Nous sommes forcés de reconnaître que certains *Ternstrœmia* ont un facies général qui les rapproche beaucoup des Canella : leurs feuilles alternes, entières, coriaces, privées de stipules, la forme du fruit environné d'un calice persistant, donnent à ces plantes un aspect qui rappelle celui d'un rameau fructifère de *Canella* ou de *Cinnanodendron*; mais un examen attentif montre bientôt que ces ressemblances ne sont que superficielles, et que les Ternstrœmiacées diffèrent des *Canella* par leur calice à cinq lobes, par la forme et la placentation de l'ovaire et enfin par le nombre et la disposition des ovules.

En dernier lieu, MM. Bentham et Hooker (*Gen. Plant.* I, 1217) rejetant tous les systèmes précédents, déclarent que les Canellées « in omnibus nisi staminum structurâ cum Bixineis convenire videntur ». Cette nouvelle théorie est-elle assise sur des fondements plus solides que toutes les autres? Nous ne le pensons pas, et nous trouvons qu'il existe entre les Bixinées et les Canellées des différences aussi notables qu'entre celles-ci et les Violariées à étamines monadelphes, dont cependant MM. Bentham et Hooker ont soin de les séparer.

Nous avons vu au début de ce travail comment l'écorce de Cannelle blanche avait été confondue pendant plus d'un siècle avec l'écorce de Winter; tout en effet contribuait à maintenir cette confusion : une certaine analogie d'aspect, origine locale des deux produits, analogie des effets thérapeutiques, etc. Cette erreur des anciens botanistes aurait dû, il nous semble, mettre les auteurs modernes sur les traces de la vérité, en leur indiquant que les véritables affinités des Canellées tendaient à les rapprocher des Winterées. Cette réunion a même été faite, en partie, par Poiret, lorsqu'il a décrit dans l'Encyclopédie sous le nom générique de la Cannelle blanche (*Winterania*) une plante qui appartenait à la tribu des Drymidées, ainsi que nous l'avons fait remarquer plus haut.

C'est M. Miers qui, dans un remarquable travail sur les Canellées (*Contrib. to Botany*, I, 112), a le premier proposé de les réunir aux Magnoliacées, rapprochement que la plupart des auteurs n'ont pas adopté. Quelques années plus tard, M. le Professeur Baillon publiait dans l'*Adansonia* (VII, 1, et VIII, 155) une série d'études sur la constitution anatomique et les affinités des Magnoliacées, et il apportait en faveur du rapprochement proposé par M. Miers de nombreuses observations basées sur l'organographie de ces plantes.

Dans ces remarquables travaux, M. le professeur Baillon démontre que : si l'on prend en considération la placentation pariétale des *Canella* pour les rapprocher des *Hypericum* et des *Bixa*, il existe cependant, dans les familles où se trouvent ces deux genres, des types à ovaire pluriloculaire ; que la principale cause qui a fait éloigner les Canellées des Winterées, c'est que ces dernières ont des carpelles indépendants et des ovaires uniloculaires qui ne contiennent qu'un placenta situé dans l'angle interne, tandis que les premières ont un ovaire uniloculaire avec plusieurs placentas pariétaux pluriovulés, structure que l'on retrouve dans les Terstrœmiacées, les Clusiaceés et les Pittosporées. La soudure des étamines en un tube monodelphe chez les Canellées est un fait d'une médiocre importance au point de vue de leurs affinités, puisqu'il y a beaucoup de familles très-naturelles où deux genres voisins ne se distinguent l'un de l'autre que par l'indépendance ou l'union des étamines, et puisque les Méliacées auxquelles on a autrefois réuni les *Canella*, présentent indifférement l'un ou l'autre de ces deux modes d'agencement de l'androcée. Quant aux différentes pièces qui composent le périanthe des Canellées, quelle que soit la signification morphologique qu'on leur accorde, elle ne peut avoir une valeur absolue, et les interprétations diverses qui se sont produites au sujet des différentes enveloppes florales des Canellées se retrouvent également dans les Magnoliacées proprement dites; dans les *Illicium*, où il est quelquefois impossible de délimiter un calice et une corolle ; dans les *Magnolia* où les sépales, les bractées et les feuilles se ressemblent et se suivent de fort près.

Enfin, lorsque l'on compare les Magnoliacées aux Anonacées, on remarque entre ces deux familles une très-grande analogie; on peut dès lors considérer les Canellées comme des Magnoliacées anormales et assimiler la place que nous leur donnons parmi les Magnoliacées à celle que les Monodorées occupent parmi les Anonacées; on peut, par conséquent, considérer les Canellées comme des Magnoliacées à placentation pariétale, de même que les Monodorées sont des Anonacées à ovaire uniloculaire et à placentas pariétaux. On pourrait même aller plus loin et ne point conserver les Canellées à titre de groupe distinct des Magnoliacées, suivant en cela l'exemple de MM. Bentham et Hooker (*Gen.* 21) qui placent les Monodorées parmi les Mitréphorées, et non dans une tribu spéciale.

Ainsi constituée, la famille des Magnoliacées, de même que les Apocynées, les Saxifragées et d'autres familles, présente les trois types possibles d'organisation du Gynécée, savoir : 1° des carpelles indépendants (*Magnolia*, *Illicium*, etc.) ; 2° des carpelles clos et rapprochés les uns des autres pour former un ovaire pluriloculaire (*Zygonum*) ; 3° des carpelles unis seulement par leurs bords pour former un ovaire uniloculaire (*Canella*, *Cinnamodendron*, etc.). Cette disposition est, du reste, assez rare dans les familles dites *Polycarpicæ* par Endlicher.

Il résulte des faits exposés ci-dessus : 1° que la place que les auteurs modernes ont assignée aux Canellées, soit parmi les Clusiacées, soit parmi les Ternstrœmiacées ou les Bixacées, ne nous semble pas suffisamment justifiée par les affinités naturelles ; 2° que la place qu'il nous paraît le plus rationnel de leur accorder est celle qui a été indiquée par MM. Miers et Baillon, c'est-à-dire de faire des Canellées un groupe dépendant de la famille des Magnoliacées.

Des produits fournis par les Canellées; de leur usage.

Toutes les Canellées sont douées de propriétés toniques et excitantes qui peuvent les rendre utiles à l'homme. Elles sont cependant presque complètement délaissées en Europe, et c'est plutôt dans le Nouveau Monde que certaines d'entre elles sont d'un emploi journalier pour l'usage domestique.

L'écorce de Cannelle blanche sert, aux Antilles, de condiment et remplace dans ce pays la Cannelle de Ceylan; les anciens Caraïbes la broyaient avec des fruits de Capsicum, et ce mélange leur servait à aromatiser leurs aliments et même leurs boissons. A la Martinique, les fruits du Canella Alba servent àpréparer une liqueur assez agréable, et les fleurs séchées et infusées dans l'eau bouillante forment une boisson aromatique qui remplace le thé.

Les oiseaux qui habitent les forêts des Antilles se nourrissent volontiers des baies de *Canella* lorsqu'elles sont mûres; certains pigeons, tels que les *Columba Jamaicensis* et *leucocephala* les mangent avec avidité, et cette nourriture donne, paraît-il, à leur chair, un fumet spécial, fort apprécié des gourmets Antillins.

Toutes les plantes du groupe des Canellées peuvent fournir des produits à la thérapeutique. La Canelle blanche des officines, qui remplace si souvent dans les préparations pharmaceutiques la véritable écorce de Winter est un produit du *Canella Alba* Murr. Le *Cinnamodendron corticosum* Miers fournit l'écorce de Winter du commerce, ou fausse écorce de Winter, et ces deux noms indiquent clairement qu'elle est d'un usage aussi fréquent que l'écorce produite par le Drymis Winteri; enfin l'écorce de *Cinnamodendron axillare* Endl. qui est inusitée chez nous, porte au Brésil le nom de Paratudo aromatico, et cette dénomination indique qu'elle est pour les gens du pays une sorte de panacée universelle. Seul le *Cinnamosma* n'a encore reçu aucune application thérapeutique; mais son écorce, dont la saveur est aromatique et piquante, est douée sans doute de propriétés analogues aux autres plantes du même groupe et pourrait servir aux mêmes usages.

Après avoir présenté ces considérations générales sur l'emploi des Canellées, étudions maintenant les caractères spécifiques des écorces fournies par les différentes plantes de ce groupe.

Ecorce de Canelle blanche. — Cortex Canellœ albœ. — Winterani cortex, Linn. (*Mat. méd.*) **— Winterana vera** (*Veter; pharmac.*). **— Costus dulcis.—Costus corticosus. —Cassia alba. — Canella alba Bark. — Canella blanca. — Curbana. — Cannella. — Rinde.**

Nous avons vu au début de cette étude à quelle époque cette écorce fut introduite en Europe, nous avons vu aussi l'incertitude des anciens botanistes au sujet de son origine; ces erreurs furent partagées par les pharmacologistes du dix-huitième siècle, Lémery et après lui Valmont de Bomare ont imprimé dans leurs ouvrages que la Canelle blanche était la seconde écorce de l'arbre qui fournit le bois d'Inde ou de Campêche.

La plus grande partie de la Canelle blanche employée dans la droguerie vient de Bahama, où elle porte le nom de *Cinnamon Bark* ou *White Wood Bark*. On la récolte de la manière suivante : On décortique les branches du Canella, on bat doucement les écorces avec un bâton pour enlever la couche subéreuse, on les met sécher à l'air et on les expédie ensuite sans autre préparation. (Handbury et Fluckiger, *Pharmacographia*, 69 et suiv.).

L'écorce de Canelle blanche nous arrive sous forme de morceaux roulés, cylindriques ou demi-cylindriques, de dix à quinze millimètres de diamètre, d'une largeur variable, rarement moindre de vingt à vingt-cinq centimètres, mais pouvant atteindre quelquefois cinquante centimètres ou un mètre. L'épaisseur de cette écorce varie entre deux et cinq millimètres; il est fréquent, néanmoins, de trouver des morceaux provenant du tronc ou des grosses branches de l'arbre; ils sont alors beaucoup plus épais, plus larges, plus plans et recouverts d'un épiderme rougeâtre, fendillé et rugueux. L'écorce ordinaire est râclée, et sa surface extérieure est lisse, d'un jaune orangé pâle et cendré, parsemé de taches arrondies d'un jaune plus foncé;

sa surface intérieure paraît être revêtue d'une pellicule beaucoup plus blanche que le reste ; sa cassure est grenue, feuilletée dans la couche interne et marbrée de blanc et de rougeâtre ; sa poudre est d'un blanc jaunâtre, d'une saveur aromatique piquante et un peu amère, d'une odeur analogue à celle de la Coriandre ou du Girofle, mais plus douce et plus agréable.

L'examen histologique de l'écorce de Canelle blanche a été fait avec beaucoup de soin par M. Planchon, et l'on peut, sur une coupe transversale, voir au microscope les zones suivantes, en allant de l'extérieur à l'intérieur : » 1° Une couche subéreuse qui n'existe que par places, là où elle donne à la face extérieure sa couleur jaune brun ; 2° une couche de cellules pierreuses d'un jaune citron et d'un jaune verdâtre, à parois épaisses s'étendant jusque vers le centre de la cellule ; 3° un parenchyme cellulaire, composé de cellules allongées dans le sens tangentiel, à parois minces, remplies de grains d'amidon ; au milieu du parenchyme se trouve un nombre considérable de très-grosses cellules remplies de larmes de substance résineuse brune ; 4° une zone libérienne, composée de faisceaux proéminents dans la couche précédente et formés de larges cellules fibreuses, à parois épaisses, entremêlées de grosses cellules oléo-résineuses et parcourue par de minces rayons médullaires formés d'une ou deux rangées de cellules carrées ; 5° enfin une couche de tissus de cambium, formée de cellules sans amidon. » (Planchon. *Traité pratique de la détermin. des drogues simples*, tome II, page 10, fig. 282).

L'analyse chimique de la Canelle blanche a été faite d'abord par Henry, puis par Pétroz et Robinet (*Journ. de Pharmacie,* tom. V, page 481 et tom. VIII, page 1971). Elle a donné les résultats suivants :

L'eau bouillante sépare de la Canelle blanche : 1° une grande quantité de flocons albumineux, 2° une matière amorphe très-amère, en partie soluble dans l'eau, à laquelle elle donne une teinte laiteuse ; 3° une substance particulière blanche, cristalline en aiguilles, d'une saveur douce et légèrement sucrée, soluble dans l'eau, et insoluble dans l'alcool ; cette substance qui existe dans la Canelle blanche dans la proportion de 5 pour 100, avait reçu de Pétroz et Robinet le nom de *Cannelline* ; On a reconnu depuis que ce n'était que de la *Mannite* ; traitée par l'acide azotique, cette substance se dédouble en acide oxalique et en matière colorante jaune. Enfin la décoction aqueuse d'écorce se colore en violet intense par l'addition de teinture d'iode.

La teinture alcoolique de Canelle blanche donne à la distillation une grande quantité d'huile volatile et une résine aromatique, qui se présente sous forme d'écailles friables de couleur jaunâtre ; cette huile essentielle, qui existe dans la proportion de 0,94 pour 100, peut fournir par l'analyse quatre principes différents : l'un assez semblable à l'*Acide eugénique* ($C^{10} H^{12}, O^2$) que l'on retire de l'huile de clous de

Girofle; un second principe analogue à celui de l'huile de Cajeput; les deux autres ne sont pas encore suffisammant connus (Handbury, *loc. ci.*).

Enfin l'écorce de Canelle blanche calcinée et traitée ensuite par l'eau bouillante donne, lorsqu'on ajoute de l'acide chlorhydrique dans la solution ainsi obtenue, un abondant précipité d'oxalate de chaux.

L'écorce de Canelle blanche est peu usitée dans la thérapeutique française, malgré ses propriétés tonique et excitantes; elle jouit des mêmes vertus que l'écorce de Winter et la remplace souvent dans les préparations pharmaceutiques. Nous n'avons rien à dire de l'écorce fournie par la plante que M. Miers à nommée *Canella obtusifolia*, et qui n'est qu'une variété du C. *alba*; ces deux écorces ne peuvent se distinguer spécifiquement l'une de l'autre, elles possèdent, sans doute, toutes deux des propriétés analogues, et elles doivent être vraisemblablement confondues dans la droguerie.

Ecorce de Winter du commerce. — Fausse écorce de Winter. —Cortex Winteranus spurius.

Cette écorce est fournie par le *Cinnamodendron corticosum* Miers; c'est elle qu'on trouve presque constamment dans le commerce sous le nom d'écorce de Winter, elle jouit de propriétés analogues à cette dernière et la remplace habituellement dans la préparation du vin diurétique amer de la Charité.

Elle est en morceaux roulés plus ou moins entiers, durs, compactes et pesants, longs de 30 à 60 centimètres, de 2 à 4 centimètres de diamètre et de 4 à 8 millimètres d'épaisseur. La surface extérieure est généralement lisse, d'un gris rougeâtre, sauf dans quelques parties qui sont recouvertes par un périderme blanchâtre, spongieux, crevassé et qui s'enlève très-facilement par le frottement; on trouve en outre sur la face externe des taches elliptiques rougeâtres ou brunâtres, qui paraissent dues soit à la cicatrice laissée par l'insertion des pétioles, soit à des lenticelles ou à des tubercules épidermiques. La surface intérieure est d'une couleur rougeâtre ou noirâtre, très-lisse dans les jeunes écorces, marquée de quelques arrêtes proéminentes dans les grosses. La cassure est grenue et présente de petites lignes concentriques, ondulées, blanchâtres sur un fond brun. Cette écorce possède une odeur assez agréable rappelant celle du basilic et du poivre mêlés; par la pulvérisation, cette odeur devient tellement forte qu'on ne peut la comparer qu'à celle de l'essence de térébenthine; sa saveur est âcre, brûlante, intolérable.

L'examen microscopique nous révèle, dans cette écorce, la constitution suivante : « Une zone subéreuse, très-souvent absente; 2° une zone formée de cellules pierreuses épaisses, d'un jaune verdâtre, plus larges et plus irrégulièrement limitées que dans la Canelle blanche; 3° la couche de parenchyme à cellules allongées tangentiellement, contenant de l'amidon, et mêlées d'un grand nombre de grosses cellules oléo-résineuses. Cette couche est beaucoup plus étroite que dans le *Canella alba;* 4° la zone la plus développée ou zone libérienne; elle est formée essentiellement de grosses cellules fibreuses à parois d'un brun rougeâtre, contenant souvent à l'intérieur de la matière épaisse, brun noirâtre, entremêlée tantôt de cellules amylacées, tantôt de cellules remplies de grosses larmes oléo-résineuses; ces deux derniers éléments alternant souvent en couches assez régulières, étendues dans le sens tangentiel, de manière à donner la disposition en couches concentriques à cette partie de l'écorce; en outre, le tissu libérien est parcouru par des rayons médullaires dont un grand nombre de cellules contiennent de gros cristaux étoilés; 5° enfin, on remarque souvent à l'intérieur une couche de cellules cambiales, parfois mêlée de quelques vaisseaux spiralés. » (Planchon, *loc. cit.*) L'analyse chimique de cette écorce n'a pas encore était faite.

Ecorce de Paratudo aromatique. — Paratudo aromatico. — Casca per tudo.

Cette écorce est produite par le Cinnamodendron axillaire, Endl.; le nom qu'elle porte au Brésil (Partudo, propre à tout) et qu'elle partage avec deux autres écorces dont l'une est fournie par une Apocynée et l'autre par un Gomphrena, indique les propriétés merveilleuses que les gens du pays lui accordent. Les Brésiliens l'emploient dans le traitement d'un grand nombre de maladies ; c'est pour eux une panacée universelle, et il est aussi rare de rencontrer, au Brésil, un ménage qui ne conserve pas une petite provision de Paratudo, qu'il est rare dans nos campagnes de trouver un ménage dépourvu d'*Arnica*.

Cette écorce est sans emploi dans la thérapeutique française et, par conséquent, à peu près introuvable dans les pharmacies. Elle se présente sous forme de morceaux roulés, épais de cinq à sept millimètres ; la face externe est recouverte d'un périderme gris foncé, rugueux, crevassé ; la face interne est d'un jaune tirant sur le rouge, et très-unie. Sa cassure est grenue ; le polissage lui donne l'apparence d'un bois très-dense et d'un grain très-fin. Cette écorce possède une odeur grasse, un peu analogue à celle du poivre ; sa saveur est tellement âcre et brûlante, que, d'après Guibourt, le poivre et la pyrèthre n'en approchent pas.

Il est impossible, avec un peu d'attention, de confondre l'écorce de Winter avec celle de Canelle blanche ; l'aspect général et surtout la couleur de cette dernière la feront toujours distinguer facilement, soit de la véritable écorce de Winter, soit de l'écorce du *Cinnamodendron* ; on pourra du reste, en cas d'incertitude, les reconnaître l'une et l'autre aux réactions suivantes : la décoction aqueuse d'écorce de Winter est rouge ; celle de Canelle blanche est jaune pâle ; les sels de baryte et de strontiane décolorent la première, ce qui n'a pas lieu pour la seconde. Enfin, le protosulfate de fer donne dans la décoction d'écorce de Winter un précipité noir abondant, tandis qu'avec la décoction de Canelle blanche le précipité est peu abondant et d'un blanc jaunâtre.

Les différences qui existent entre l'écorce de *Drimys* et celle de *Cinnamodendron* sont beaucoup moins tranchées; les réactions, du reste, sont à peu près identiques : les deux décotions sont d'un rouge orangé, elles sont décolorées, toutes deux, par les les sels de baryte ou de strontiane. Toutes deux donnent également par l'addition de sulfate de fer un précipité noir abondant. Cependant, d'après Handbury et Flückiger (*loc. cit.*, 20), la décoction de *Cinnamodendron* précipite en brun rougeâtre par la teinture d'iode, ce qui n'a pas lieu avec la décoction de Drimys.

Il faudra pour la détermination de ces deux écorces, s'appuyer sur les caractères tirés de la forme extérieure, ou mieux encore sur ceux qui sont fournis par l'examen histologique.

L'écorce de Winter est en morceaux roulés de la grosseur du petit doigt, de trois millimètres d'épaisseur, recouverts d'un épiderme grisâtre, crevassé rude comme l'écorce d'orme ; la face interne est d'un rouge brun, d'apparence spongieuse, et sillonnée de lames longitudinales rayonnantes, isolées les unes des autres. L'odeur en est assez agréable, analogue à celle de la Canelle de Ceylan ; sa saveur est aromatique, âcre, comparable à celle de l'écorce du commerce, mais cependant moins forte.

Sur une coupe transversale d'écorce de Winter, le microscope fait voir dans la couche extérieure : « une série de cellules à parois sinueuses brunes, étendues dans le sens de la circonférence, et au milieu de ce parenchyme, des amas irréguliers mais étendus transversalement, de grosses cellules jaunâtres, à parois épaisses contenant dans leur petite cavité centrale, une larme de matière oléo-résineuse brun-rougeâtre. Les mêmes amas se retrouvent dans la zone la plus interne, mais ils y forment de larges rayons, qui donnent à cette partie de l'écorce l'aspect strié qu'elle présente. Entre ces rayons se trouve un tissu formé surtout de longues cellules fibreuses à parois peu épaisses qui constituent le liber de l'écorse. » (Planchon, *loc. cit.*).

Nous ajouterons, pour terminer cette diagnose, que le Professeur Fée, qui a si bien étudié et décrit les végétaux Cryptogames des écorces officinales exotiques, a remarqué que ces plantes pouvaient souvent par leur présence constante sur les mêmes écorces, servir à caractériser, jusqu'à un certain point, les espèces litigieuses. Ainsi, cinq lichens se développent sur la Canelle blanche, ce sont : *Opegrapha Bonplandi var. B. minutissima*, Fée, *Porina americana*, Fée — *Porina marginata*, Fée — *Pyrenula Canellæ albæ*, Fée — *Verrucaria insu-*

lata, Fée. —Les trois premières espèces se développent indifféremment sur plusieurs écorces officinales, telles que les écorces de Cascarille et de Quinquina, mais les deux dernières espèces sont propres à la Canelle blanche et ne se rencontrent que sur les branches de cet arbre. Quant à l'écorce de Winter, elle ne supporte que trois espèces de lichens savoir : *Graphis endocarpa*, Fée et *Pyrenula libricola*, Fée, qu se retrouvent aussi sur les écorces de quinquina et *Pyrenula Americana*, Fée (*Porophora Americana*, Spreng) qui paraît spécial à l'écorce de Winter.

Le tableau suivant permettra d'embrasser d'un coup d'œil, les caractères propres à chacune des écorces que nous venons d'étudier et les différences qui les séparent les unes des autres.

DIAGNOSES DIFFÉRENTIELLES DES ÉCORCES DE *Cannelle blanche*, DE *Cinnamadendron corticosum* (FAUSSE ÉCORCE DE WINTER) ET DE *Winter* (*Drymis Winteri*).

Caractères tirés de :	Canelle blanche.	Fausse écorce de Winter. (*Cinnamodendron corticosum.*)	Ecorce de Winter. (*Drymis Winter.*)
Forme générale.	Roulée cylindrique.	Roulée cylindrique.	Roulée cylindrique, souvent en plaques plus ou moins courbes.
Longueur.	20 à 25 centimètres, rarement 50 cent. à 1 mètre.	30 à 60 centimètres.	30 centimètres.
Diamètre.	15 millimètres à 3 cent.	2 à 5 centimètres et quelquefois plus dans les grosses écorces appelées Caryocostines par Lémery.	1 1/2 à 2 centim.
Epaisseur.	2 à 5 millim.	2 à 7 millim.	3 millim.
Surface extérieure.	Raclée, lisse, d'un jaune orangé, parsemée de taches plus foncées.	Lisse d'un gris rougeâtre, recouvertes par places de plaques de périderme blanchâtre crevassé et parsemée de taches elliptiques rougeâtres.	Rouge-brun, recouverte d'un épiderme grisâtre crevassé, rude au toucher.
Surface intérieure.	Revêtue d'une pellicule beaucoup plus blanche que tout le reste.	Rougeâtre, lisse dans les jeunes écorces, sillonnée de quelques arrêtes proéminentes dans les grosses.	Rouge-brun, d'apparence spongieuse, sillonnée de lames longitudinales rayonnantes.
Cassure.	Grenue, blanchâtre, marbrée.	Compacte, feuilletée, présentant deux zones distinctes, l'externe grise, l'interne rougeâtre.	Compacte, rouge, avec quelques rayons plus clairs, la zône extérieure d'un brun foncé.
Histologie.	1° une couche subéreuse interrompue ; 2° une couche de cellules pierreuses ; 3° une couche de cellules paren-	1° Une zone subéreuse ; une zone de cellules pierreuses ; 3° une couche de cellules parenchymateuses, allongées,	1° Une couche de cellules parenchymateuses à parois sineuses, mêlées à des amas de grosses cellules contenant une

Suite des diagnoses différentielles.

Caractères tirés de :	Canelle blanche.	Fausse écorce de Winter. (*Cinnamodendron corticosum*.	Écorce de Winter (*Drymis Winter*).
	chymateuses contenant les unes des graines d'amidon, les autres des larmes résineuses brunes; 4° une zone libérienne avec quelques cellules oléo-résineuses et quelques rayons médullaires; 5e une couche de tissu cambien.	contenant les une de l'amidon, les autres de la matière oléo-résineuse; 4° une zone libérienne formée de grosses cellules fibreuses entremêlées de cellules amylacées de cellules oléo résineuses et de cellules contenant des cristaux étoilés; 5° une couche de cellules cambiales.	larme oléo-résineuse rougeâtre; 2° une zône interne formée de cellules à noyau résineux disposées en larges bandes rayonnantes.
Odeur.	Agréable approchant de celle du girofle.	De basilic et de poivre, par la pulvérisation cette odeur devient très-pénétrante et comparable à celle de l'essence de térébenthine.	Odeur de canelle, un peu camphrée.
Saveur.	Acre, piquante, amère.	Acre, brûlante, insupportable.	Aromatique et âcre mais non brûlante.
Couleur de la poudre.	Blanc jaunâtre.	Semblable à celle du quinquina gris.	Rouge brûnâtre.
Couleur de la décoction aqueuse.	Jaune pâle, n'est pas décolorée par les sels de baryte et de strontiane.	Rouge, les sels de baryte et de strontiane la décolorent en partie.	Rouge, les sels de baryte et de strontiane la décolorent en partie (1).
Réaction de la teinture d'iode.	Précipité violet abondant.	Précipité brun-rougeâtre.	Pas de précipité.
Réaction des sels de fer.	Léger précipité blanc jaunâtre.	Précipité noir abondant.	Précipité noir abondant.
Cryptogames.	Pyrenula Canellæ alba Fée. Verrucarie insulata, Fée.		Pyrenula libricola, Fée.

(1) Quelques auteurs ont avancé que les sels de baryte donnaient un précipité blanc dans la décoction d'écorce de Winter; tandis qu'on n'en obtenait pas dans celle de Canelle blanche. Toutes les fois que nous nous sommes servis d'eau distillée pour préparer nos décoctions, nous n'avons jamais obtenu de précipité quelle que soit l'écorce sur laquelle nous opérions, tandis que les décoctions faites avec de l'eau ordinaire nous ont toujours donné un précipité plus ou moins abondant.

En terminant cette étude pharmacologique des divers produits fournis par les Canellées, nous croyons devoir faire remarquer que dans la droguerie, ces trois écorces sont souvent remplacées par un produit fort différent, et sur lequel nous n'avons pas cru devoir attirer spécialement l'attention, tellement il offre peu de rapports avec les Canellées ; nous voulons parler de l'écorce de *Malambo* qui est produite par un *Croton* (*Croton Malambo*, Karsten) et non pas le *Drimys Granatensis*, comme on l'a cru pendant longtemps, et qui croît aux Iles Caraïbes, au Venezuela et à la Nouvelle Grenade.

ENUMERATIO AUCTOR. LIBROR. Q. IN HOC OPUSCULO CITAT. ALPHABETICO ORDINE DIGESTA.

ADANSON. *Famille des Plantes*. Paris, 1763.

BAILLON. *Histoire des plantes*. Paris, 1867.

BARTLING. *Ordines naturales*. Gottingæ, 1830.

BAUHIN (G.). *Pinax Theatri botanici*. Basileæ, 1671.

BAUHIN (J.). *Historia plantarum universalis*. Ebroduni, 1650.

BLACKVELL et TREW. *Herbarium Blackvellianum*. Norimbergiæ,1757.

BENTHAM *et* HOOKER. *Genera plantarum*. Londini, 1862.

BROWNE (P.). *The natural history of Jamaïca*. London, 1756.

CATESBY. *The natural history of Carolina*. London, 1771.

CLUSIUS. *Exoticorum libri decem*. Lugduni Batavorum, 1605.

DALE. *Pharmacologia*. Londini, 1693.

DE CANDOLLE. *Prodromus systematis naturalis regi vegetabibi*. Parisiis, 1824.

Théorie élémentaire de la botanique. Paris, 1813.

Regni vegetatibis systema naturale. Paris, 1818.

ENDLICHER. *Genera plantarum*. Vindobonæ, 1836.

FÉE. *Essai sur les Cryptogames des écorces exotiques officinales*. Paris, 1824.

Supplément et révision. Strasbourg, 1837.

FLUCKIGER and HANBURY. *Pharmacographia*, London, 1874.

GŒTNER. *De fructibus et seminibus plantarum*. Stutgardiæ, 1788.

GRISEBACH. *Flora of the British West-Indian Island*. London, 1864.

DE JUSSIEU (A.) *Genera plantarum*. Parisiis, 1789.

LINNÉ (C.). *Genera plantarum*. Holmiæ, 1764.

Hortus Cliffortianus. Amstelodami, 1737.

Materia medica. Holmiæ, 1749.

Species plantarum, éd. II. Holmiæ, 1762.

LINNÉ (Fil.). *Supplementum plantarum*. Brunsvigæ, 1781.

Lindley. *An introduction to the natural, system of botany.* London, 1830.

The vegetable Kingdom. London, 1847.

Martius. *Nova genera et species plantarum,* etc., Monachii, 1824-1832.

Meisner. *Plantarum vascularium Genera.* Lipsiæ, 1836.

Miers, *Contributions to Botany.* London, 1851.

Monet de la Marck. *Illustration des Genres.* Paris, 1793.

Murray. *Systema Vegetabilium,* éd. XV. Gottingæ, 1797.

Parkinson. *Theatrum botanicum.* London, 1640.

Payer. *Leçons sur les familles naturelles des plantes,* continuées par le Dr H. Baillon. Paris, 1872.

Plukenet. *Almagestum botanicum.* Londini, 1796.

Phytographia. Londini, 1691.

Poiret. *Encyclopédie méthodique* (continuée par). Paris, 1804.

Planchon. *Traité pratique de la détermination des drogues simples.* Paris, 1875.

Richard. *Flora Cubana.* Paris, 1853.

Seba. *Locupletissimus rerum naturalium Thesauri,* etc. Amstelodami, 1735.

Sloane (Hans). *A voyage to the Madera Barbados, Nieves, Christophus and Jamaïca.* London, 1707.

Spix et Martius, *Reise.* Munchen, 1823-24.

Swartz (Olof.). *Observationes botanicæ.* Erlangœ, 1794.

Willdenow. *Species Plantarum,* éd. V. Berolini, 1797-1810.

Adansonia. Recueil périodique d'observations botaniques, rédigé par le Dr H. Baillon, Paris.

The Annals and Magazine of natural history. London.

Journal de pharmacie. Paris.

Mémoires du Muséum d'histoire naturelle. Paris.

Mémoires de la Société d'histoire naturelle de Paris.

Mémoires de la Société de physique de Genève.

Nova acta Physico-medica Academiæ Casareæ Leopoldinæ-Carolinæ naturæ Curiosorum. Bonnæ. Nova acta Academiæ Upsaliensis. Upsal.

Philosophical Transactions of the Royal Society of London.

Transactions of the Linnean Society. London.

CANELLEARUM MONOGRAPHICA ENUMERATIO

ORD. MAGNOLIACEÆ

Trib. Canelleæ.

Flores hermaphroditi regulares; calyce 3-phyllo; corolla polypetala vel gamopetala. Stamina 15-20; filamentis monadelphis in tubum coalitis, antheris tubo extrorsum adnatis. Ovarium uniloculare; placentis parietalibus pluri vel pauci ovulatis; ovulis reniformi-arcuatis e placentis singulis pendulis. Fructus baccatus, intus pulposus. Arbores vel arbusculæ; foliis alternis, pellucido-punctatis, exstipulaceis.

§ I. — *Inflorescentia corymbora, Calyx 3 sepalus; foliolis imbricatis, Petala 5, libera, decidua.*

CANELLA. — Swartz in *Transact. Linn. Soc.* t.I, p. 96. Murray. *Syst.* 475. — D. C. *Prodr.* t. I, p. 563. Meisner *Gen.* 42. — Endl. *Gen.* n° 5457. — Benth. et Hook. *Gen.* p. 970. — H. Bn. in *Adans.* t. VII, p. 12, 67 ; VIII, 155 ; *Hist. pl.* I. 164, 191. — Miers. in *Ann. of. nat. hist. Ser.* 3. I. 348 ; *Contrib.* I. 112.

Sepala 3, suborbiculata, concava, coriacea, margine ciliata, suberecta persistentia, estivatione imbricata. Petala 5, sepalis fere duplo longiora, oblonga, concava, crasso-carnosa, erectiuscula, decidua, æstivatione imbricata. Stamina in tubum cylindricum petalis æquilongum monadelpha, tubo carnuloso e disco parvo scutelliformi hypogyno producto, apice ultra antheras breviter extenso, ibidem tenuiori et pellucido-punctato, margine fere integro aut subcrenulato; antheræ extrorsæ, e locellis 20 subæqualibus dorso omnino adnatis, linearibus; compresso augustatis, parallelis, sejunctis, rima media longitudinali 2, valvatim dehiscentibus; pollen reticulatum. Ovarium superum, cylindricum vel conico-oblongum, glabrum, 1-loculare; ovula 4, reniformia, e medio ad placentas 2-oppositas longitudinales parietales per paria collateralia horizontaliter appensa, funiculo brevi in sinu affixa. Stylus crassus, ovario contiuus et æquilongus, os tubi attingens. Stigma truncatum, obsolite bilobum. Bacca ovata, carnosa, calyce immutato suffulta, stylo breviter apiculata, 1-locularis. Semina 1-4, in mucilaginem condita, rotundato-ovata, subreniformia, hilo minusculo, cavo sub apicem notata. Epispermium duplex: exterius crustaceum, fragile, læve, nitidum, atrum, interius tenue membranaceum et nucleo adhærens; Albumen copiosum carnosum. Embryo in verticem albuminis et eo dimidio brevior versus faciem dorsalem reconditus, hinc valde excentricus, teres, curvatus; radicula brevis, extremitate crassiori hilo proxima, cotyledonibus oblongis, augustatis, semiteretibus, chalaza aversis æquilonga.

Arbores Antillanæ sempervirentes; trunco stricto, apice ramoso. Folia alterna obovata vel oblonga, glabra, integerrima, superne nitida, breve petiolata, exstipulata, juniora pellucido-punctata, adultiora coriacea. Inflorescentia corymbosa, floribus terminalibus, exiguis, albido violaceis.

1. **Canella Alba.** — Clus. *exot.* 78. — Murr. *Syst.* 475. — Swartz in *Trans. Linn.* I. 76; *Observ.* 190. — P. Brown. *Hist. nat. Jamaic.* 275. — D. C. *Prodr.* I. 563. — Rich. *Flor. Cub.* II. 100. — Miers, *Contrib.* I. 112; *Ann. nat. hist. ser.* 3. I. 342. — H. Bn. in Adans. VII, 1; VIII, 155; hist. pl. I. 164, 191. — **Winterania Canella** L. *Spec*, II, 636. — L. fil. *supp.* 247. — Gœrtn. *de fruct.* I, 373. — Willd. *Spec.* IV, 858. — Poiret, *Encycl.* VIII, 798. — **Canella laurifolia.** G. Don. Dict. I, 680. — **Cinnamomum sive Canella tubis minoribus alba.** C. B. *Pinax*, 409. — **Cassia lignea**

Jamaicensis cortice acri candicante. Pluk. *Phyt.* — **Arbor baccifera laurifolia, aromatica, fructu viridi calyculato, racemoso.** Sloan. *Philos. Trans.* 465, *n°* 192. — **Cassia lignea laurifolia Americana cortice albo, valde acri et aromatico.** Pluk. *Almag.* 89.

Nomina vernacula : Canella blanca, Curbana.

Icon. — Blackw. *Herb. cent.* III. *Tab.* 206. — Catesby, *hist. of Carolin.* II, *tab.* 50. — Sloane. *Voyage*, II, *tab.* 192, *fig.* 2. — P. Brown. *hist. Jamaic. tab.* 27 *fig.* 3. — Pluk. *Phytogr. tab.* 81 *fig.* 1 (pessima).— Gærtn. *de Fruct. Tab.* 77 *fig.* 2. — Swartz in *Trans. Linn.* I, *tab.* 8. — Lam. *Illustr. gen. tab.* 399. — Miers. *Contrib.* I, *tab.* 23 B. — H. Bn. *Hist. pl.* I, *fig.* 211, 115.

Exs. — Wright, n° 2112. — Grosourdy, n° 13.

Arbor mediocris, sed aliquoties 50-60 pedes alta (ex Miers); cortice griseo; foliis oblongo-obovatis, integerrimis, nitidis crassiusculis tenuiter anastomoso-nervosis, pellucido-punctatis, vetustioribus opacis, subtus pallidioribus; petiolo crassiusculo canaliculato. Inflorescentia corymbosa terminalis, folio sub brevior; pedicellis florem æquantibus. Flores violaceo-albi sepalis orbiculatis 2-3 mill. latis; petalis 4-5 mill. longis; antheris 15-20 æquidistantibus in tubum petala et stylum æquantem coalitis.

Folia 6-7 cent. longa, 2-3 cent. breviter petiolata. Bacca ovato-oblonga 8-10 mill. longa breviter apiculata; seminibus 1-4, reniformibus, nitidis, atris. (V. S. in herb. et cult. in hort. Mus. Paris).

Var. B. *Obtusifolia* — C. Obtusifolia Miers *Contrib.* I. 118 ; *ann. nat. hist.* ser. 3, I, 342 — Icon. Miers *Contrib. T. I ; tab.* 23. A — Exsic. Plée n° 720.

Inflorescentia terminalis, corymbo paucifloro, folio multo breviori, pedicellis dichotomis flore longioribus. Flores C. albæ. Folia 4-5 cent. longa, 2 cent. lata, obovata, apice rotundata, e medio versus petiolum cuneata, breviter petiolata. Fructus et semina *C. Albæ*. (V. S. in herb. Mus. Paris.)

Hab. In sylvis Antillaneis (Jamaïque; S. Croix; Guadeloupe Martinique; Cuba; etc.; Var. B. circa Maracaibo.)

Obs. Varietas ad typum valde accedit et ab ea tantum differt inflorescentiæ et foliorum forma pedicellisque longioribus; itaque a *C. alba* speciem diversam constituere mihi non videtur sed vix varietatem. Propterea speciem a Cl. Miers editam servare nolui sed potius in typum sub titulo varietatis conferri justum existimavi.

§ II. — *Inflorescentia axillaris. Calyx 3 — phyllus; foliolis imbricatis. Corolla 5 —phylla, intus squamulis petaloideis, numero variis, cum eâ alternis et vix æquilongis munita.*

CINNAMODENDRON. — Endl. *Gen.* n° 5458. — Benth. et Hook. *Gen.* 121. — Miers. *Contrib.* I, 118; *Ann. nat. hist.* ser. 3, I, 342. — H. Bn. in *Adans.* VII, 14, 67; *Hist. pl.* I, 167, 192.

Sepala 3, orbiculata, rotatim expansa, coriacea, margine ciliata, persistentia, æstivatione imbricata. Petala 5 decidua, squamulis membranaceis, spathulato-oblongis, pellucido-punctatis. munita, alternis et vix æquilongis. Stamina 5–20, in tubum cylindricum petalis æquilongum monadelpha, tubo tenui e disco parvo scutelliformi hypogyno producto, margine ultra antheras breviter porrecto et hinc sæpius 10 —lobo, sinubus cum nervis alternantibus, lobis vix retusis. Antheræ extrorsæ, tubi dimidio longitudine, locellis 20 subæqualibus, dorso omnino adnatis, linearibus, compresso-augustatis, parallelis, sejunctis, rima media longitudinali 2 —valvatim dehiscentibus; pollen globosum reticulatum. Ovarium superum, cylindricum, glabrum, 1-loculare; ovula plurima reniformia horizontalia, e sinu ventrali ad placentas 3-5 lineares parietales, carnosas, appensa. Stylus crassus, ovario continuus et vix angustior, tubum stamineum attingens, vel paullulo ultra exsertus, brevissimus obtusus. Stigmata 3-5, peltato-glandulæformia, margine fimbriata, summo styli extus adnata. Bacca *Canellæ*. Semina 6-10, in mucilaginem condita. ad placentam per paria fumiculo brevi horizontaliter appensa cum plurimis semi-aabortivis mixta, clavato-reniformia, tuberculata compressa, subnitida, hilo ventrali minusculo sub apicem notata. Epispermium *Canellæ*. Embryo in albumen carnosum copiosum 3 — plo longius summo versus faciem dorsalem excentrice reconditus, radicula summo attingens et hilo proxima, cotyledonibus vix latioribus acutis, dorso parallelis chalaza remotis 3 — plo longiori.

Arbores vel arbusculæ. Brasilienses et Antillanæ virescentes, ramosissimæ. Folia ovata vel oblonga, coriacea nitentia; pellucido-punctata, breviter petiolata, vernatione involutiva. Inflorescentia axillaris, racemosa, pauciflora, petiolo parum longior floribus 3 ad 6 pedicellatis pedicellis alternis, imo bractea obtusa adpressa donatis.

1. **Cinnamodendron axillare.** — Endl. *Gen.* *n*° 5458. — Miers, *Contrib.* I, 118 ; *Ann. nat. hist. siv.* 3. I. 342. — H. Bn. in *Adans.* VII, 14, 67 ; *Hist. pl.* I. 167, 192. — **Canella axillaris.** — Nees et Mart. *Nov. Act. Acad. Cas.* XII, 18. — Spix et Mart. *Reise.* I. 83 ; II, 336. — **Arbor cinnamoni sylvestris Américana.** — Seba. *Thesaur.* III, 84. (?)

Icon. — Seba *Thesaur.* II. *tab.* 84 *fig.* 6 (?) Pluk. *Almag. Tab.* 304. fig. 1. — Nees et Mart. (*loc. cit.*) *tab.* 3. — Miers, *Contrib.* I. *tab.* 24. A.

Nomina vernacula : Herba moeira do sertam.

Arbor mediocris, cortice glabro, albicante, transversim crebre rimoso et calloso; foliis alternis ovato-ellipticis obtusiusculis, glabris; margine revoluto, supra nitidis, subtus pallidioribus reticulato-venosis, crassis, coriaceis, petiolo brevi inferne carinato; racemis axillaribus petiolum paullo superantibus, sæpius 3-floris, floribus parvis, pedicellis puberulis, calyce æquilongis, imo, 2-bracteatis, petalis carnosis, squamulis interioribus ternuioribus fere œquilongis, stylo paullo exserto, truncato.

Hab. in Basilia ad San Pedro dos Indios, circa Cabo Frio, in Prov. Rio de Janeiro. — V. S. specim ex ipso Martio in herb. cl. Baillon.

Arbor 10-15 pedes alta (ex cl. Miers) foliis 5 cent. longis 2 1/2 — 3 cent. latis, breviter petiolatis. Flores statura trientem modo *Canellœ albæ* æquantes. Fructus baccatus, intrus pulposus.

2. **Cinnamodendron corticosum.** — Miers *Contrib.* I, 121 ; *Ann. nat hist. ser.* 3, I, 342.— H. Bn. *Hist. pl.* I, 167. — **C. rubrum.** Grisb. *in litt. ex Flor. West. Ind.*

Icon. — Miers, *Contrib.* I, *tab.* 24, B.

Exsic. — Plée N° 225.

Arbor mediocris, trunco erecto, apice ramoso, ramulis flexuosis, lenticellis maculatis; foliis elongato-oblongis, utrinque acutiusculis, apice attenuatis, glaberrimis, integris tenuiter anatomoso-nervosis et valde reticulatis, supra nitidis, subtus pallidioribus et glanduloso-punctatis, punctis porosis et minutissime pellucidis, margine revoluto, rachi petioloque brevi superne canaliculatis, infra carinatis; racemulis axillaribus, brevibus, 3-4 floris, petiolo paulo longioribus, pedicellis striatis, puberulis, flore precedentis duplo aut triplo majori; ovario uniloculari, ovulis numerosissimis in placentis 3-5 carnosis prominentibus, biseriatim affixis; stylo tubo æquilongo stigmatibus 3-5. Bacca ovata, polysperma.

Hab. In Jamaïca, S. Thomas, S. Jean. — V. S. in herb. et cult. in Hort. Mus. Paris.

Folia 11-12 cent. 3 1/2 — 4 cent. lata, breviter petiolata. Flores pedicellorum longitudinem sæpius superantes. Bacca 8-10 mill. longa intus pulposa; seminibus sæpius 10. reniformibus, compressis paululum rugosis.

Obs. A. *C. Axillari* plane differt, foliis longioribus, inflorescentiâ magis racemosâ, floribus majoribus, seminibus numerosioribus minoribusque.

§ III. — *Flores solitarii, axillares, bracteis imbricatis muniti; sepalis 3. Corolla gamopetala tubulosa ad apicem 5 - 6 partita, lobis patentibus demum reflexis.*

CINNAMOSMA. — H. Bn. in *Adans.* VII, 217, 377. — Benth. et Hook. *Gen.* 970.

Arbuscula, foliis alternis, exstipulaceis, pellucido — punctatis Flores solitarii, axillares, sessiles, basi bracteis imbricatis, muniti, sepalis 3; petalis 4-5-6 in corollam gamopetalam longe tubulosam coalitis, lobis 1-3 interioribus, patentibus post anthesin reflexis. Stamina hypogyna, filamentis antherisque cum connectivo supra antheras producto, in tubum integerrimum gynecio applicatum coalitis. Antheræ 15-20, lineares, tubo extrorsum adnatæ, 1 — loculares; longitudinaliter rimosæ. Ovarium uniloculare, placentis 3-4, sæpius 2-ovulatis, ovulis e funiculo brevi pendulis, arcuatis. Stylus brevis, conicus. Fructus baccatus intus pulposus.

Cinnamosma fragrans. — H. B. in *Adans* VII, 217, 377; *Hist. pl.* I. 167.

Icon. — H. Bn. *Adans.* VII. *tab.* V; *Hist. pl.* I. 168. fig. 216 - 219.

Exsic. Richard N° 172; 669. — Boivin N° 2615 *bis.*

Arbor parva (fide cl. Richard) adspectu *Diospyri* species nonnullas referens, odore saporeque grato (*Cannellæ albæ* et *Citri*); ligno albido duro; ramorum cortice suberoso pallide fulvescenti albidove, inæquali-rugoso striato, lenticellis latis orbicularibus pallidè fuscatis hinc et inde notato; ramulis anni glabris; cortice dense virescente lenticellis crebris albidis notato Folia brevissime (3-5 mill.) petiolata, oblonga (6-8 cent. longa, 1 1/1 cent. lata), basi augustata cuneatave; apice rotundato obtuso; intergerrina membranacea vel sub coriacea glaberrima, supra lucida lævia, dense viridia, subtus opaca (in sicco pallide ferruginea) penninervia; costa subtus prominula; venis supra vix conspicuis, sublus leviter prominulis; petiolo basi articulato exstipulaceo. Flores hermaphroditi subsessiles, axillares, solitarii, parvi (1/2 cent. longi) bracteis 2-6 minutis inæqualibus. imbricatis muniti. Calyx 3-partitus; sepalis liberis, membranaceis, glabris, corolla paulo brevioribus; æstivatione imbricata. Corolla campanulata, alte gamopetala (eam *Diospyroum* referens), apice 5, vel 4-6 fida; lobis 1–3 interioribus, post anthesim reflexis, apice obtusis glabris; æstivatione imbricata. Stamina (*Canellæ* vel *Cinnamodendri*) hypogyna; filamentis antherisque cum connectivo supra antheras producto, in tubum integerrimum gynœceo acte applicatum eoque paulo breviorem coalitis. Antheræ lineares 15-18, tubo extrorsum adnatæ 1-loculares, longitudine rimosæ; valvis demum expansis. Ovarium liberum 1-loculare apice attenuatum styloque brevi conico apice stigmatifero coronatum; placentis parietalibus, linearibus 2-3-4 ovulatis; ovulis e funiculo brevi pendulis subanatropis arcuatis; micropyle introrsum supera; cavitate ovarii succo gummoso concreto inter ovula farcta. Fructus baccatus ovatus glaber, intus pulposus; seminibus glabris (in specimine nostro immaturatis.) (Char ex cl. Baillon.)

Hab. In Insulâ Madagascar (presqu'île d'Ambre prope Diego Suarès (Richard). V. S. in herb. Mus. Paris.

Paris. A. Parent, imprimeur de la Faculté de Médecine, rue Mr-le-Prince, 31.

www.ingramcontent.com/pod-product-compliance
Ingram Content Group UK Ltd.
Pitfield, Milton Keynes, MK11 3LW, UK
UKHW021645260726
13994UKWH00003B/1283

9 782329 138671